AF461257

RELATION

D'UNE MALADIE EPIDEMIQUE & contagieuse, qui a regné l'Eté & l'Automne 1757 sur des Animaux de différentes especes dans quelques Villes, & plus de soixante Paroisses de la Brie.

Où l'on voit que cette Maladie est relative à certaines Epidémies qui arrivent aux hommes, même à la Peste ; qu'elle fournit des idées intéressantes sur la nature d'autres Maladies, & sur une maniere d'expliquer les Métastases, au moyen du Tissu Cellulaire.

Par M. H. AUDOUIN DE CHAIGNEBRUN, ancien Chirurgien des Hôpitaux & Armées du Roi, & actuellement Médecin employé ordinairement par ordre de Sa Majesté aux Epidémies des hommes.

M. DCC. LXIII.

AVEC PERMISSION.

AVIS.

DEs Médecins & Chirurgiens célebres qui ont été chargés d'examiner des Epidémies dans différens temps & différens Pays sur les Animaux, en ont donné des observations au Public.

L'Auteur de cette Relation croiroit lui manquer s'il n'en faisoit pas autant. Des observations de cette espece pourront servir dans de pareilles Maladies. Elles serviront aussi à tirer de nouvelles conséquences des Maladies Epidémiques, à augmenter le Recueil que la sçavante Société des Médecins de Genêve a fait des différentes Maladies qui ont régné sur les Animaux, & à laquelle l'Auteur offre ce petit Ouvrage.

Le Public attend du zele de cette Societé, qu'elle joigne au Recueil qu'elle a fait, trois autres Pieces. La premiere, eſt une Lettre d'un Médecin de Paris à un Médecin de Province, ſur la Maladie des Beſtiaux; à Paris, chez J. B. de l'Eſpine, Libraire, rue S. Jacques. La ſeconde, une Diſſertation ſur la Maladie Epidémique des Beſtiaux, par M. Blondel, Docteur en Médecine; à Paris, chez Jean-Noël le Loup, Libraire; Quai des Auguſtins. Et la troiſiéme, une autre Diſſertation ſur la queſtion de ſçavoir, ſi quelqu'un peut être garant & reſponſable de la perte arrivée par cas fortuits, telle que celle des Beſtiaux occaſionnée par la contagion & mortalité générale; chez Giſſey, rue de la vieille Boucleric, à Paris.

Une collection d'Obſervations exacte ſervira à déveloper les Maladies Epidémiques des Animaux.

RELATION

D'UNE MALADIE EPIDEMIQUE & contagieuse, qui a regné l'Eté & l'Automne 1757 sur les Animaux de différentes especes, dans quelques Villes, & plus de soixante Paroisses de la Brie.

M Bertier de Sauvigny, Conseiller d'Etat, & Intendant de la Généralité de Paris, très attentif à tout ce qui concerne le bien public, ayant été informé qu'il s'étoit manifesté dans la Brie une Maladie sur les Animaux, qui commençoit à faire du progrès, me fit l'honneur de m'écrire (*), & me chargea d'examiner cette Maladie, & d'en rendre compte. En conséquence de ces ordres, je me transportai, assisté de plu-

(*) Le 29 Juillet 1757 j'étois alors aux environs de Tournans, Election de Rosoy, pour une Maladie Epidémique qui regnoit sur les hommes.

ſieurs Maréchaux , dans quatre Villes & vingt-cinq Paroiſſes.

Depuis le 15 Juin 1757 que cette Maladie avoit commencé à ſe manifeſter, juſqu'au 31 Juillet ſuivant, que je fis ma premiere viſite, 490. Animaux avoient été frappés de l'Epidémie. Il en étoit mort dans vingt de ces Paroiſſes 290, ſçavoir, 172. Chevaux, 80. Vaches & 38. Bêtes aſines.

La mortalité ne s'eſt pas bornée aux Beſtiaux, elle s'eſt étendue juſques ſur les Poiſſons de certains Etangs, ſur des Poules, des Cochons & des Chiens. On prétend que ces derniers ont péri d'avoir mangé d'autres Bêtes mortes de l'Epidémie. On m'a auſſi aſſuré qu'il étoit mort pluſieurs Cerfs de la même Maladie dans la Forêt de Crecy. La mortalité a été ſi grande ſur les Moutons dans pluſieurs Cantons de la Brie l'Automne 1756, & l'Hyver 1757, que des Fermiers y ont perdu leurs Troupeaux. Les hommes n'ont pas été exempts de mortalité, dans preſque toutes les différentes Elections de cette Province, où il y a eu depuis 1749 preſque continuellement des Maladies Epidémiques, mais qui ſont actuellement éteintes, au moyen des ſecours de toute eſpece que M. de Sauvigny a fait donner.

Il a regné pendant plusieurs années de suite des Maladies Epidémiques & contagieuses de différentes especes sur les Bêtes à corne dans toute l'Europe. Celle qui a paru l'année 1757 dans la Brie, est si singuliere, sur-tout pour les Bêtes asines, rarement sujettes aux Epidémies, que de trente Maréchaux que j'ai interrogés, & dont plusieurs étoient fort anciens, aucun n'en avoient vû ni lû dans les Auteurs une pareille.

Cette Maladie a commencé aux environs de la Forêt de Crecy : dans certains endroits sur les Bêtes asines, dans d'autres sur les Chevaux ; & dans quelques autres sur les Bêtes à cornes. Elle s'est généralement plus manifestée sur les Chevaux & Bêtes asines, que sur les Vaches. J'ai remarqué à Villeneuve-le-Comte, où presque toutes les Bêtes asines qui y étoient en grand nombre, ont été attaquées, que les Taureaux, eû égard au petit nombre, en ont communément été plus affectés que les Vaches, & que dans les Ecuries ou les Etables où l'on n'a point eu soin de séparer les Bestiaux malades de ceux qui ne l'étoient point, ceux-ci sont tombés malades les uns après les autres.

Simptômes.

Les ſimptômes de cette Epidémie ne ſont pas tous les mêmes que ceux qui accompagnoient les précédentes Maladies ſur les Bêtes à cornes. La majeure partie des Animaux attaqués de celle-ci ne ceſſent de manger & de boire que lorſqu'ils ſont très-mal, ou à l'approche de la mort. Il ne leur découle ordinairement rien, ni par la bouche, ou la gueule, ni par les nazeaux, ces parties ſont comme dans l'état naturel. Ils n'ont point encore eu de cours de ventre ni rendu de vers. Ils urinent & fiantent comme en ſanté. On ne leur apperçoit de la fievre que quand ils ſont bien mal, ou à l'approche de la mort. Il s'en eſt cependant trouvé quelques-uns qui ont eu les urines échauffées, & qui ont piſſé du ſang.

Les avant coureurs de cette Maladie, ſont la tête peſante, les yeux quelquefois un peu battus, chaſſieux, humides & ternes, la douleur & la difficulté que ces Animaux ont à marcher, ou à travailler. Ils s'arrêtent quelquefois ſubitement en marchant, & tournent la tête vers la partie affligée. Ils fléchiſſent quelquefois des jambes, & ſe refuſent au travail. Le lait des Vaches diminue quelquefois. Il eſt vrai-ſemblable que ſi l'on faiſoit bien attention à ces Animaux,& qu'on eût ſoin de les viſiter ſouvent, on s'appercevroit de leurs indiſpoſitions au premier inſtant, ſoit par leur difficulté à reſpirer, ſoit par leur maniere de ruminer, ou parce qu'ils ne ruminent pas, ou par les autres ſignes ci-deſſus.

Les Beſtiaux eſſentiellement malades de l'Epidémie, ſont triſtes, ont les yeux extrêmement battus, ternes, chaſſieux & humides. Ils ont les oreilles plus ou moins baſſes. La tête très-peſante, ainſi que le corps qui eſt plus ou moins chancelant. Ils fléchiſſent des jambes, piétinent, paroiſſent inquiets & ſouffrants. Ils ont la reſpiration gênée. Ils ſouffrent, battent des flancs & du cœur, ſe couchent, ou veulent ſe coucher. Il s'en trouve qui ont de la fiévre & des tranchées, qui ralent, qui ſe plaignent, qui ne mangent point, & qui ſe couchent pour ne plus ſe relever. Il paroît à quelques-uns des boutons ſur le corps en maniere d'ébullition.

Les ſimptômes particuliers, ou les marques poſitives & univoques de cette Epidémie, ſont des tumeurs ou des enflures plus ou moins étendues & groſſes. Elles paroiſſent quelquefois juſqu'au nombre de 2, 3, 4, 5, 6, même davantage ſur différentes parties. Elles ſe touchent quelquefois ou communiquent les unes aux autres par une eſpéce de corde. Ces ſortes de tumeurs ou d'enflures, ſe manifeſtent ordinairement à la ganache, au col, au poitrail, aux parties inférieures de la poitrine & du bas-ventre, aux parties génitales, ſoit aux bourſes, ſoit aux pis & au dedans des cuiſſes. Il en a paru aux mâchoires, aux yeux, aux lévres, aux épaules, aux hanches, aux côtés de la poitrine & du bas-ventre. Elles ſont plus ou moins indolentes, & quelquefois ſi peu ſenſibles, qu'en les touchant, les animaux ne marquent pas la moindre ſenſibilité. L'impreſſion des doigts y reſte quelquefois. Lorſque l'on ouvre ou que l'on pique ces tumeurs, il en ſort une humeur ſéreuſe plus ou moins abondante de couleur rouſſeâtre, jaune ou ſanguinolente. Le deſſous de la peau, ou le tiſſu cellulaire eſt plus ou moins fongueux, & farci de glaires baveuſes, de couleur jaune en maniere de vieux lard rance. Il eſt quelquefois d'un rouge pâle & ſemblable aux chairs baveuſes de certains ulcéres. On y a auſſi remarqué des hydatides, ou de petites veſſies. L'humeur ſéreuſe & glaireuſe qui forment ces tumeurs, affecte eſſentiellement le tiſſu cellulaire, ou le corps graiſſeux, & enſuite les parties glanduleuſes: je n'ai vû que le poumon & le foye d'attaqué par le ſang ſeul.

Observations sur les ſimptômes particuliers, ou les tumeurs de ces Animaux.

Comme ces eſpeces de tumeurs attaquoient particulierement le tiſſu cellulaire, il eſt facile de comprendre pourquoi les animaux gras en ſont plus communément & plus vivement affectés que les maigres; que les bêtes aſines en ſont pour l'ordinaire atteintes au bas-ventre, & qu'elles ſe manifeſtent le plus ſouvent à la ganache, au-deſſous du col, du poitrail, du bas ventre, aux bourſes, au pis. Il eſt auſſi aiſé de concevoir que ce n'eſt point par pente ou chûte d'humeur aux parties déclives & inférieures, ainſi que le penſent les Maréchaux & le vulgaire, que ces tumeurs ſe forment; que c'eſt au contraire à cauſe du tiſſu cellulaire qui ſe trouve plus graiſſeux, plus fléxible, conſéquemment moins ſerré & réſiſtant dans les parties où ces tumeurs paroiſſent le plus ordinairement qu'ailleurs. On conçoit encore aiſément au moyen de ce tiſſu, la formation ſubite de ces tumeurs, dont le progrès rapide dépend du plus, ou du moins de mouvemens & de raréfaction dans le ſang ou les humeurs qui en dépendent, leſquelles étant tranſportées dans ce même tiſſu s'y arrêtent & s'y accumulent en quantité, les vaiſſeaux de cette ſubſtance étant trop foibles pour s'y oppoſer. Enfin au moyen de ce tiſſu, on peut rendre raiſon des métaſtaſes ou du changement ſubit de ces ſortes de tumeurs d'une partie à l'autre, ainſi que des fuſées que l'humeur qui les produit fait dans la poitrine & le bas ventre. Les Maréchaux nomment quelque fois ces tumeurs *avant & anti-cœurs*. Mais elles ne doivent y être comparées, qu'autant qu'elles ſont plus ou moins proches du cœur ; puiſqu'elles s'annoncent dans toutes autres parties que les *avant & anti-cœurs*. Quelques-uns de ces Maréchaux ont crû qu'elles étoient des bubons & des charbons blancs, qui dégénerent en noirs, ou en gangrêne. La noirceur ne paroît point comme aux charbons ordinaires des hommes, à cauſe du poil, & de la couleur ordinaire de la peau des animaux. Elle ne peut s'appecevoir que par les ſcarifications ou l'extirpation de ces ſortes de tumeurs ; ce que je n'ai pas encore remarqué : mais j'ai ſouvent vû quelques jours après, des inciſions & des extirpations de chairs, qui, de rouſſes qu'elles étoient, devenoient jaunes, enſuite blafardes, livides, bleuâtres, ou noires, & où il s'eſt fait des eſcarres ſans application d'aucun cauſtique. Ceux des Maréchaux qui ne ſçavent comment ils doivent regarder ces tumeurs, disent, qu'elles ne sont point toutes charbonneuses, & que quand elles le sont, il se trouve dans leur centre un durillon, ou bouton dur, sur lequel le poil de l'animal est frisé, ou rebroussé & grillé.

Si ces tumeurs n'ont pas toutes la forme & la couleur des charbons & des bubons qui attaquent les hommes, elles en ont les effets & la marche. On peut les comparer aux engorgemens sanguino-limphatiques, ou aux inflammations œdémateuses, putrides & gangréneuses, qui sont aussi dangereuses que les charbons, ou bien aux gangrénes noires & blanches, & les regarder comme des bubons, si elles attaquent les glandes; & comme des charbons, si elles se manifestent allleurs. On peut aussi les distinguer en charbons primitifs, lorsqu'il ne s'y trouve qu'une disposition putride, & en consécutifs, s'il y a mortification. Je suis d'autant plus porté à faire cette distinction, que plusieurs des tumeurs primitives ont guéri sans scarifications, & sans supuration, & que j'ai vû des tumeurs affecter des hommes avec autant de malignité ou de rapidité que font les charbons, quoiqu'il n'y eût rien les premiers jours qui approchât de la qualité de ces charbons, mais bien par la suite; ce que j'ai remarqué particulierement l'été 1758, dans le Gâtinois, où j'étois par ordre de M. de Sauvigny, Intendant de la Généralité de Paris, pour une Epidémie qui régnoit sur les hommes.

Observations sur le Sang.

Le Sang qu'on tiroit aux animaux attaqués de l'Epidémie, même à la plûpart de ceux qu'on saignoit de précaution, étoit plus ou moins mousseux, sec, visqueux, collé au vase qui servoit à le recevoir : sa couleur varioit. A certains il étoit d'un rouge foncé ou noir ; à d'autres il étoit bleuâtte, verdâtre, jaunâtre, blanchâtre, marbré ou nuancé de rouge & de blanc, ou de jaune & de verd. Ces différentes couleurs se trouvoient quelquefois combinées ensemble. Il étoit souvent très-coéneux. La partie qui se trouvoit au fond du vase qui servoit à le recevoir étoit plus ou moins noire. La sérosité qui s'y remarquoit, étoit ou blanchâtre ou jaunâtre, ou verdâtre, & presque toujours plus ou moins visqueuse. J'en ai remarqué qui étoit semblable à de la lavure de chairs.

J'ai vû du sang dont les trois quarts du coagulum étoient côéneux, & le reste ou le dessous étoit noir comme de l'encre avec un peu de sérosité rougeâtre sans qu'on l'eût remué. La différence de ce sang plus ou moins raréfié, inflammatoire, épais, visqueux, dissous, appauvri, ou gangreneux, peut venir de différentes causes, comme de la mauvaise nourriture, du tempéramment de ces animaux du temps qu'ils étoient indisposés, ou malades, du dégré de leur maladie, ou de la maniere dont ils étoient affectés.

Observations sur les Cadavres de quelques-uns des animaux qui ont été ouverts.

Le premier des Animaux que j'ai fait ouvrir étoit un Cheval entier. Il a été ouvert par le nommé Yophile, Maréchal à la Villeneuve le-Comte, en présence d'un autre Maréchal nommé Hubert & de M. Caffant, Maître en Chirurgie. Nous avons trouvé au tissu cellulaire du péricarde attenant à la base du cœur de cet animal, un engorgement ou une infiltration de glaires, & un épanchement de sang entre cette poche membraneuse & le cœur, duquel il a sorti, en l'ouvrant, du sang noir & dissous, les poûmons légérement engorgés, ou presque dans l'état naturel, une extravasation d'un sang noir & coagulé entre le péritoine & les muscles du bas-ventre, semblables à celui que nous avons vû au fond du vase qui avoit servi à recevoir le sang de ce cheval, de plus un épanchement dans le bas-ventre d'une efpéce de fang diffous, pareil à l'efpéce de férofité couleur de lavures de chairs que nous avons remarquée au fang de cet animal. Le foye, la rate, les inteftins & l'eftomach à peu-près dans l'état naturel. A cela près que l'eftomach & les inteftins étoient remplis & tendus par l'air qui en a forti en quantité, de même que du bas-ventre en ouvrant le péritoine. De deux playes ou incifions que l'on avoit faites avant la mort de cet animal au-deffous du nombril, & où il avoit paru deux tumeurs; l'une étoit noirâtre & gangrênée. Le tiffu cellulaire des environs de cette playe étoit engorgé, gonflé, & rempli d'humeurs glaireufes, de couleur rouffeâtre ou jaunâtre dans certains endroits, & dans d'autres femblables aux glaires rougeâtres de la diffenterie. Il fortoit de ce tiffu à mefure qu'on le coupoit, une férofité rouffe. La partie fupérieure & interne des cuiffes, ainfi que le fcrotum ou les bourfes & le foureau de cet animal, étoient extrêmement tuméfiées. On a ouvert & fait des incifions à toute l'étendue de ces parties. Leur tiffu cellulaire étoit plus ou moins bourfoufflé, felon l'endroit où il y avoit plus ou moins d'humeur glaireufe. Cette humeur étoit dans la plus grande étendue de ce tiffu tuméfié, rouffeâtre ou jaune, & dans certains endroits elle étoit d'un jaune nuancé de rouge. Enfin elle étoit ſemblable à celle qu'on a remarqué, en inciſant les tumeurs qui ſe manifeſtoient au dehors du corps des autres animaux atteints de l'Epidémie. Il découloit de ce tiſſu, à meſure qu'on y faiſoit des inciſions, une ſéroſité jaunâtre. La membrane vaginale du teſticule gauche étoit farcie de glaires d'un jaune orangé. Celle du droit étoit auſſi remplie de la même humeur, mais d'un rouge pâle & ſemblable aux chairs baveuſes de certains ulcères. Les autres glaires blanchâtres, rouſſeâtres, jaunâtres & baveuſes, peuvent-être comparées à celles des chairs d'autres ulcères, ou aux gangrênes blanches.

Ce Cheval a été attaqué par une enflure au-deſſous du nombril, aux bourſes & au fourreau, aux parties ſupérieures & internes des cuiſſes. Il avoit l'air triſte, les yeux ternes, la tête péſante, & il ne mangeoit preſque point, piétinoit, ſouffloit, battoit des flancs, ſe couchoit, paroiſſoit avoir des tranchées. Tous ces accidens ont augmenté à meſure que la maladie a fait des progrès. Alors il a ceſſé de manger, s'eſt couché & n'a pû ſe relever. Les parties génitales lui ſont devenues froides; il eſt mort en ſe plaignant vingt-quatre heures après qu'on s'eſt apperçu qu'il étoit malade. Cet animal n'a été ſaigné qu'une fois. Son ſang étoit coêneux dans ſa ſuperficie, noir deſſous. La ſérosité étoit comme une lavure de chairs On ne lui a fait que deux petites inciſions aux deux tumeurs qui avoient paru au-deſſous du nombril.

Le ſecond des Animaux que j'ai fait ouvrir étoit une Jument. Elle a auſſi été ouverte par le nommé Yophile, Maréchal, en préſence de deux perſonnes. La peau du col & du poitrail étoit extrêmement tuméfiée. Son tiſſu cellulaire s'eſt trouvé rempli de glaire d'un jaune orangé & nuancé de rayons rouges. Il a découlé de ce tiſſu beaucoup de ſérosité rouſſe & ſanguinolente. En ouvrant la poitrine, il en a ſorti comme une fumée, un air impétueux d une odeur fétide. Cette capacité contenoit la valeur d'un ſceau d'humeurs ſemblable à une lavure de chairs tirant un peu ſur le jaune. Un des lobes du poûmon gauche à la ſuperficie duquel on a trouvé des filamens blanchâtres, étoit noirâtre & ſphacelé ou pourri dans toute ſa ſubſtance. La portion du médiatlin la plus voiſine du poitrail & de la partie inférieure de la poitrine, étoit farcie de glaires plus jaunes que celles du tiſſu cellulaire du col & du dehors du poitrail. Elles s'étendoient juſqu'à la plévre, où elles étoient accumulées, & attachées comme les ſubſtances fongueuſes & blanches que j'ai remarquées pluſieurs fois aux cadavres de perſonnes mortes de certaines fiévres malignes. Le tiſſu cellulaire du péricarde attenant à la baſe du cœur, étoit auſſi rempli des mêmes glaires. Le cœur contenoit un ſang de couleur d'encre. Nous avons trouvé un épanchement d'humeur rouſſeâtre dans le bas-ventre. L'épiploon & le méſentére étoient glaireux & pourri. L'eſtomach & les inteſtins extrémement tendus. Après une petite ouverture qu'on y a faite, il en a ſorti de l'air comme d'un ſoufflet. Cette bête âgée de neuf années étoit très-vigoureuſe. Elle fut attaquée par une enflure ſubite & conſidérable, ſituée au deſſous & à côté du poitrail depuis environ huit pouces au-deſſous de la ganache, juſqu'à dix pouces au-deſſous & à côté du poitrail. Le tout étoit extraordinairement enflé. Cette bête ne mangea point depuis trois heures du matin, qu'on s'apperçut de ſa maladie, juſqu'à neuf heures du ſoir qu'elle mourut. Elle parut triſte, lourde, chancelante dans ſa marche, ſouffrante, ayant les yeux battus dans certains temps, la tête péſante. Elle piétinoit ſans ceſſe, ſouffloit, battoit des flancs, ſe couchoit, marquoit avoir des tranchées, elle couroit dans l'écurie, ſe tourmentoit à meſure que l'enflure augmentoit. Six heures avant que de mourir, les oreilles, les naſeaux, les babines ou les lévres, les parties génitales lui ſont devenues froides, & peu de temps avant ſa mort, ſon râle eſt devenu ſi conſidérable, qu'on l'entendoit de cent pas. Alors elle ſe tourmentoit davantage courant dans l'écurie aux perſonnes qui l'approchoient ſans leur faire de mal, ouvrant les naſeaux, grinçant des dents, ſe cognant le col où étoit le plus fort de ſon mal ſur une porte coupée, d'une force à étonner les ſpectateurs. Cet animal, ainſi que beaucoup d'autres, même les plus féroces, ſembloient marquer un inſtinct ſingulier par leur triſteſſe, leurs plaintes, leur docilité à ſe laiſſer ſaigner & panſer. La plûpart montroient leur mal par le mouvement de leur tête qu'ils portoient du côté où ils ſouffroient, & ils indiquoient auſſi par le mouvement de la poitrine & du bas-ventre, ce qu'ils ſentoient dans l'intérieur du corps. Enfin il ſembloit que ceux de ces animaux qui ſe plaignoient ou qui pleuroient, preſſantant leur mort, donnoient toute leur confiance, & s'abandonnoient aux perſonnes qui en avoient ſoin. Cette Jument n'a été ſaignée que deux fois. La ſeconde ſaignée fut ſi peu conſidérable, qu'à peine le ſang qu'on lui tira, & qui étoit pâle, couvroit le fond d'une aſſiette à laquelle il ſe cola. Le premier ſang qu'on lui tira à terre, ſortoit avec effervеſcence, & devint coéneux. Cette bête avoit été herbée. Deux Maréchaux lui firent prendre six heures avant sa mort, un breuvage composé d'une once de Thériaque & d'une bouteille de vin de Bourgogne. On ne lui fit qu'une petite incision cruciale sur l'endroit où un Maréchal crut qu'étoit le point du charbon. Il en est sorti une quantité d'eau rousseâtre & sanguinolente, ainsi qu'à d'autres endroits où l'on a donné des coups de flamme ; de sorte que cette sérosité & ces glaires qui se sont infiltrées du tissu cellulaire du col, à celui du poitrail & à celui de la partie inférieure de la poitrine, se seroient insinuées dans toute l'étendue du tissu cellulaire, si la vie de l'animal n'eût pas été si promptement terminée.

Le troisiéme des Animaux que j'ai fait ouvrir, étoit un Cheval entier, âgé de six ans. Il a été ouvert par le Maréchal de la Paroisse de Marles, en présence de M. Christophe, Officier de Maréchaussée, envoyé avec moi par M. de Sauvigny, & d'un Cavalier du même corps qui nous accompagnoit. On a trouvé dans le péricarde quatre fois plus d'humeur qu'il ne devoit en contenir. Cette liqueur étoit un peu glaireuse, semblable à celle qu'on trouve dans les tumeurs de ces animaux. Les poûmons étoient engorgés & remplis, ainsi que le cœur, d'un sang dissous & d'un rouge très foncé. Le bas-ventre étoit rempli d'humeur ſanguinolente. Le méſentére & l'épiploom étoient macérés,& pour ainſi dire pourris. L'eſtomac étoit rempli de ſon. Les inteſtins grêlés l'étoient d'un ſang fluide & d'un rouge foncé. Les gros inteſtins étoient pleins d'excrément. Le foye étoit très-noir. En coupant ſon grand lobe, il en a ſorti une ſi grande quantité de ſang noir, que le bas ventre & la poitrine en ont été inondés, ce qui n'étoit point encore arrivé au foye des autres animaux. En inciſant les membranes des teſticules, il en a ſorti beaucoup d'eau rouſſe. J'ai auſſi remarqué par cette ouverture les effets d'une abondance & d'une extrême raréfaction du ſang qui avoit diſpoſé cette bête à une putréfaction univerſelle.

Cet animal n'a été malade que vingt-quatre heures. Je l'ai vû dans le moment qu'il alloit périr. Il étoit couché, ſe plaignot beaucoup, battoit conſidérablement des flancs & du cœur. Il n'avoit point mangé depuis le matin juſqu'à ſix heures du ſoir que je le vis. Il avoit piétiné toute la journée, & avoit été plus ou moins inquiet & tourmenté à proportion que ſa maladie avoit augmenté. Le fondement qui lui ſortoit, étoit très-gonflé & rouge. Il a éte ſaigné une fois. On lui a donné quelques lavemens.

La Dame Etienne, Fermiere, dans la

Paroiſſe de Faviere, a fait ouvrir un Cheval. Elle m'a aſſuré que l'Ecorcheur lui avoit dit que cet animal avoit les foyes gâtés, ce qui veut dire les poûmons & le foye gangrénés.

Deux Marechaux de la Paroiſſe de Quinſcy, m'ont dit qu'ils avoient ouvert deux Chevaux L'un attaqué au poitrail, l'autre aux parties génitales & aux cuiſſes, qu'ils avoient trouvé dans le bas-ventre de celui ci, & dans la poitrine de l'autre, du ſang épanché. Ces trois dernieres ouvertures ayant été faites par des perſonnes qui n'ont aucune connoiſſance d'Anatomie, ne peuvent être d'une grande utilité.

Il réſulte de l'ouverture de ces animaux, qu'à ceux qui ſont attaqués au poitrail, & qui en meurent, le plus grand délâbrement ſe trouve dans la poitrine; qu'à ceux qui ſont affectés à l'extérieur du bas-ventre, comme aux parties génitales & aux parties ſupérieures & internes des cuiſſes, l'intérieur du bas-ventre eſt plus altéré que la poitrine : qu'à ceux à qui il ne paroît rien au-dehors, & qui meurent, il ſe trouve des engorgemens, des extravaſations, des épanchemens dans l'intérieur du corps. L'ouverture de ces animaux nous a auſſi fait voir que l'air qui en eſt ſorti en quantité, pouvoit, par ſon exploſion, produire beaucoup de ravage.

Causes du mal.

Je pense que l'intempérie des saisons & la vicissitude continuelle de l'air depuis plusieurs années, le mauvais foin & la mauvaise avoine de l'année 1756, qui n'ont pas fourni une nourriture proportionnée aux travaux de certains bestiaux, le défaut de nourriture que d'autres ont essuyé pendant l'hyver, la mal-propreté, les mauvais soins ou pansemens des autres, le long & rude hyver de 1756, le printemps pluvieux de 1757, le trop grand travail de certains animaux, la trop grande exposition des autres aux injures de l'air, ou aux mauvaises exhalaisons, ont épaissi, altéré, appauvri le sang & les humeurs qui en dépendoient, & sont devenus les causes éloignées de l'Epidémie sur les animaux de la Brie.

Quant-aux causes prochaines & déterminantes de cette maladie, on peut les attribuer aux chaleurs subites & excessives de l'été 1757, aux eaux chaudes, bourbeuses & septiques ou corrompues des mares, des fossés, & des étangs; à la grande quantité de mouches de toutes especes, qui ont beaucoup plus tourmenté les animaux l'été 1757, que les autres années. Ces insectes en piquant irritent les fibres nerveux de la peau & du

tissu

tiſſu cellulaire, & cauſent un froncement dans les vaiſſeaux capillaires qui obligent l'humeur à s'y arrêter. D'ailleurs, ces inſectes peuvent inſinuer un venin coagulant, qui épaiſſit le ſang, & produit plus ou moins de boutons dont l'humeur, en paſſant dans le ſang, l'altére ou l'appauvrit. En outre pendant les grandes chaleurs, les exhalaiſons vénéneuſes ou malignes de la terre, ſoit ſeptiques, ſoit acides & particulieres au territoire de la Brie, s'inſinuent dans le corps de ces animaux, affectent le ſuc, ou le principe nerveux, coagulent ou putréfient le ſang & les humeurs qui en dépendent, les retiennent dans leurs couloirs, notamment dans ceux du tiſſu cellulaire qui ſont les plus fins & les plus ſuſceptibles d'engorgement. Ce qui me fait penſer que ces différentes cauſes peuvent agir de concert, c'eſt que l'Epidémie s'eſt déclarée au commencement des plus fortes chaleurs où il s'éxhaloit davantage de vapeurs, & dans le temps que l'air ramaſſé ou accumulé & condenſé par l'hyver rude de 1756, & le printemps pluvieux de 1757, s'eſt développé avec exploſion, & que les inſectes de toute eſpece tourmentoient davantage les bêtes. Ce qui peut auſſi appuyer ce ſentiment, c'eſt que les Paroiſſes qui ont été les plus affligées, ſont les plus voiſines des Bois ou de la Forêt de Crecy, qui eſt fort marécageuſe , & d'où il a dû s'éxhaler plus qu'ailleurs de vapeurs nuiſibles , & où les groſſes mouches ſont en très-grande quantité. Ce qui juſtifieroit encore mon opinion, eſt que les chevaux de ſelle étant moins expoſés aux injures de l'air , ſont les moins attaqués de l'Epidémie.

Il eſt évident que ces différentes cauſes ont agi de concert. Mais la chaleur ſubite & exceſſive qui a ſuccédé au long & rude hyver de 1756, & au printemps pluvieux de 1757, a été la cauſe déterminente de cette maladie. Elle augmente la raréfaction du ſang & des humeurs ,ce qui fait bien-tôt perdre le reſſort aux vaiſſeaux capillaires, diſſipe le véhicule du ſang, l'épaiſſit, le deſſèche, l'enflâme, le diſpoſe à la putridité ainſi que les humeurs qui en dépendent; d'où ſuivent les ſtaſes, les engorgemens ſanguins & lymphatiques, les inflammations ſanguino-lymphatiques, les extravaſations, les épanchemens, les colliquations où diſſolutions putrides & les gangrenes noires & blanches que j'ai remarquées par l'ouverture de ces animaux.

Nature du mal.

Après avoir rendu compte des remarques ou obſervations que j'ai faites ſur la maladie des Beſtiaux de la Brie, ſoit par ſes ſimptômes ou ſes effets & ſa marche, ſoit par l'inſpection du ſang & l'ouverture des cadavres, & après avoir rendu raiſon des cauſes qu'on peut lui attribuer, on peut caractériſer cette maladie d'Epidémique, de contagieuſe, & la regarder comme inflammatoire, putride ou gangréneuſe, en conſéquence de l'appauvriſſement, de l'épaiſſiſſement, de la ſtagnation, de la raréfaction exceſſive du ſang ou des humeurs qui en dépendent, leſquelles produiſent au premier degré de la maladie, des engorgemens ſanguino lymphatiques, des inflammations, & au deuxiéme & troiſiéme degrés, des ruptures de vaiſſeaux, des infiltrations, des extravaſations, des épanchemens, des diſſolutions putrides & des gangrenes dans différentes parties externes ou internes. On peut auſſi, au moyen de ce que j'ai dit des différentes complications & degrés de cette maladie, la diviſer en trois claſſes ou eſpéces.

Dans celle de la premiere claſſe, les animaux ſont ſeulement affectés à l'extérieur du corps par des tumeurs ou des enflures. Dans celle de la ſeconde eſpece, ce ſont les parties internes qui ſont attaquées. Il ne paroît rien au-dehors. Et dans la maladie de la troiſiéme claſſe, les parties intérieures ſont altérées comme dans la ſeconde, & il ſe manifeſte des tumeurs ou des enflures à l'extérieur du corps.

Les bêtes atteintes de la maladie de la premiere classe, c'est-à-dire, qui n'ont que des tumeurs au-dehors du corps, mangent & boivent ordinairement comme dans l'état naturel. Elles ne sont pas si tristes, n'ont point les yeux si malades ni la tête si pesante que celles qui sont affectées des maladies de la seconde & troisiéme classe. Elles ne paroissent point tourmentées ni essoufflées, ni oppressées, ne battent point des flancs ni du cœur, ne sont presque point efflanquées. Elles se couchent & piétinent rarement; il s'en trouve peu qui ayent de la fievre. Elles paroissent cependant plus ou moins malades les premiers jours de la maladie. Il en est peu mort de celles-ci lorsqu'elles ont passé le quatriéme ou cinquiéme jour, & il y a une possibilité physique de guérir toutes les bêtes attaquées de cette premiere espéce de maladie. Elle n'est mortelle, que quand les engorgemens ou les tumeurs deviennent internes, ou qu'il se fait des fusées dans la poitrine ou le bas-ventre, ou lorsque ces animaux sont négligés ou mal-pansés. Ces tumeurs sont néanmoins plus ou moins dangereuses, suivant le progrès qu'elles font, & les parties affligées. Celles qui se manifestent à la ganache, aux environs de la trachée-artére, du poitrail & aux parties génitales, le ſont plus qu'ailleurs ; entr'autres celles qui ſe rencontrent vis-à-vis le poitrail attenantes à la trachée-artére. Ce ſentiment eſt fondé ſur ce qu'il eſt mort plus de beſtiaux attaqués à ces parties, que de ceux qui l'ont été ailleurs. Ces tumeurs étant ſituées au poitrail ou aux bourſes, l'humeur qui les produit, peut aiſément, au moyen du tiſſu cellulaire, fuſer dans la poitrine ou dans le bas-ventre, ainſi que je l'ai remarqué. Cette eſpece de maladie a été la plus commune.

Ceux des animaux attaqués des maladies de la ſeconde & troiſiéme claſſe, mangent rarement, ou preſque point, ſont plus triſtes, ont la tête plus peſante, les yeux plus battus, ſont plus chancellans dans leur marche, plus efflanqués, piétinent davantage que ceux atteints de la premiere claſſe. Ils ſe couchent ou veulent ſouvent ſe coucher. Ils paroiſſent tourmentés, ont les marques de tranchée, ils battent des flancs & du cœur, ont de la peine à reſpirer, ſont eſſoufflés. Ils râlent plus ou moins, ont plus ou moins de fievre, ſelon qu'ils ſont plus ou moins malades. Les oreilles, les naſeaux, les parties génitales leur deviennent froides, d'où ſuit la mort. Ils périſſent en 12, 18, 24, 36, 48 heures, ou en trois ou quatre jours. Cette ſeconde & troiſiéme eſpéce de maladie eſt ſi terrible pour ces animaux, qu'il en eſt mort quelques-uns dans l'inſtant qu'on s'eſt apperçu qu'ils étoient malades, & conſéquemment avant qu'on eût le temps de les ſecourir.

Curation.

Les moyens qu'on peut employer contre cette Epidémie, ſont curatifs & préſervatifs.

Les indications curatives doivent ſe tirer des ſimptômes, des effets que l'on a remarqués en ouvrant les tumeurs & les cadavres de ces animaux & de l'inſpection de leur ſang plus ou moins abondant, rareſcent, épais, ſec, couenneux, ou inflammatoire dès le premier inſtant de la maladie. Ce traitement doit néanmoins varier ſelon les circonſtances, & peut être diſtingué en celui qui convient à la premiere, ſeconde & troiſiéme claſſes de maladie. Les deux dernieres eſpeces de maladie ſont les plus urgentes; elles éxigent que l'on entretienne libres le ventre & les urines des bêtes qui en feront attaquées, qu'on les ſaigne dès l'inſtant de leur attaque. Si la ſaignée dans certains cas eſt différée de deux ou trois heures, elle devient inutile, & ſi elle n'a pas eu dans le commencement de cette Epidémie tout le ſuccès deſiré, c'eſt qu'elle a été trop différée, ou qu'on ne l'a pas aſſez réitérée. Si la poitrine ou le bas-ventre ſont affectés, on fera les premieres ſaignées au col : ſi c'eſt au contraire la tête ou le col, on les fera aux cuiſſes, & enſuite où l'on pourra. On les répétera plus ou moins de fois. On tirera plus ou moins de ſang ſelon la force de l'animal & la violence de ſa maladie, qu'il faudra s'empreſſer de réprimer, afin de prévenir les effets de la plénitude, du trop grand mouvement, & de la trop grande raréfaction du ſang. On peut ſaigner juſqu'à 5, 6, 7, & 8 fois, en l'eſpace de 24, 36 ou 48 heures. Quand les accidens de la maladie ſeront calmés, on éloignera la ſaignée. On ne la fera alors que de ſix en ſix heures. Si quelques animaux ſont morts, ce n'eſt pas à la ſaignée qu'on doit s'en prendre, puiſque la majeure partie ne l'a point été. C'eſt à leur maladie même qui étoit dans ſon état de force, & qui avoit dejà produit des effets mortels, lorſqu'on a commencé a ſaigner, ou parce qu'on les avoit ſaignés trop tard, ou pas aſſez. Une ou deux ſaignées, tout au plus, qui ont été faites juſqu'à préſent, ne ſont point ſuffiſantes pour réprimer des maladies auſſi violentes que celles de cette ſeconde & troiſiéme eſpeces. Elles ne donnent ſouvent pas le temps de rien faire aux bêtes qui en ſont malades, ni celui de reconnoître leurs maladies, qui ſont ſouvent au dernier période quand on s'en apperçoit; parce que ces animaux ne peuvent pas s'expliquer. Que risque-t'on de les saigner plus ou moins, & promptement, puisqu'avant mon arrivée, il ne s'en est presque point réchappé de ceux qui ont été affectés de ces deux dernieres maladies ? Je pose en fait, que si la saignée ne bride point ces deux espéces de maladies, sur-tout si elles sont violentes, on ne doit rien espérer des autres secours. Il n'en est point d'autres dont les effets soient assez prompts & proportionnés à la violence de ces maladies.

Les nommés Broyers, pere & fils, Maréchaux de Rosoy en Brie, m'ont assuré, en présence de M. Amiard Subdélégué, qu'ils avoient saigné sept fois une Jument attaquée de l'Epidémie, laquelle en a guéri. Un autre Maréchal qui m'a paru assez entendu, m'a dit avoir saigné huit fois, & guéri un Cheval aussi atteint de la maladie.

Avant les premieres saignées, ou dans l'intervalle, l'on s'empressera de donner des lavemens; afin de vuider les intestins, de donner une issue libre à l'air qui s'y trouve en quantité, & qui se raréfie de maniere à y faire beaucoup de ravage. Le premier sera laxatif, ou purgatif, fait avec mauve, pariétaire, seneçon, poirée mercuriale, feuille de violette; on ajoutera à la décoction un bon verre de vin & un quarteron de miel. On le réitérera quatre heures après, & au bout de douze ou dix-huit heures, on en donnera un troisiéme, auquel on ajoutera un quarteron de linitif fin, & puis on en donnera d'autres faits avec de l'eau de riviere simple & tiéde, ou avec du petit lait, qu'on réitérera de quatre ou de six en six heures, jusqu'à ce que ces animaux soient mieux, ou en état d'être purgés.

On les purgera doucement sans irriter, échauffer, dessécher, ni effaroucher les humeurs (*a*) avec séné, deux onces, tamarins

---

(*a*) Dans cette Epidémie, comme dans d'autres Maladies gangréneuses, & qui affectent les hommes, le grand point est de sçavoir faire choix des Purgatifs, & de les placer à propos. Si ces Médicamens, dont plusieurs Médecins rejettent l'usage dans ces sortes de Maladies, pour donner la préférence aux Cordiaux, aux Sudorifiques, n'ont pas le succès desiré, c'est qu'on se sert de Purgatifs drastiques ou résineux, lesquels irritent, échauffent & déterminent les spasmes, les stases, les engorgemens, la métastase, la gangrene, & la mort. J'ajouterai, que le nœud gordien, dans le traitement des Fievres humorales, putrides, inflammatoires, malignes & gangréneuses, consiste à saigner & à évacuer à propos par le haut, le bas, &

une livre, bouillis dans seize onces de jus de pruneaux réduit à douze ou treize onces. Ajoutez à la décoction cinq ou six grains de tartre stibié. Réitérez cette purgation de deux ou trois jours l'un, selon les in-

---

par les urines, l'humeur morbifique, soit septique, ou autre; toute autre voye, comme la sueur, l'éruption sont incertaines, & souvent périlleuses. J'ajouterai encore que la plûpart de certains remedes, dont la guérison des maladies leur est attribuée, n'y ont souvent point de part. Je ne l'avance qu'après une expérience constante de vingt-cinq ans que j'ai eûe à traiter des Maladies Epidémiques, & qu'après avoir prouvé, par des succès constans & notoires, la possibilité de guérir toutes ces especes de Maladies, auxquelles il n'y avoit point de dépôt dans les Viscères, ou prêts à s'y former; lorsque j'ai vu les Malades pour la premiere fois; c'est de quoi presque tous les Chirurgiens de la Généralité de Paris, où je suis employé constamment depuis quinze ans, ont été témoins, ainsi que nombre d'autres Chirurgiens des Généralités voisines. J'excepte cependant la Petite Vérole, qu'il n'est point possible de soumettre à aucun traitement.. Il faut que l'éruption s'en fasse, & qu'elle parcoure tous ses tems. C'est une maladie terrible quand elle est compliquée avec d'autres Maladies Epidémiques. Elle sera toujours, par cette raison, l'échec des ignorans & des Empiriques. J'excepte aussi certaines Pestes ou Maladies essentiellement gangréneuses ou scorbutiques, accompagnées d'engorgemens dications jusqu'à ce que l'animal soit soulagé ; alors ne pas le purger si souvent, & après quoi si l'on veut s'assurer davantage de sa guérison, lui faire prendre intérieurement quelques-uns des anticeptiques les moins stimulans prescrits dans le dernier article des moyens préservatifs dont je parlerai, & lui appliquer un séton comme à ceux des animaux qu'on veut préserver de la maladie ; pourvû que la violence & la fougue du mal le permettent, & qu'on ne craigne pas que les effets de cette opération n'irritent ou n'augmentent la fievre.

On ne leur donnera les trois ou quatre premiers jours de la maladie que du son bien mouillé, du petit lait, ou une eau blanche faite avec une forte décoction de chiendent & d'orge, dans laquelle on délayera du son de froment. On passera

---

gangréneux aux viscères dès l'instant de leurs attaques, & auxquelles il ne sera jamais possible de remédier. Tout ce qu'on pourroit faire en pareil cas, seroit d'être bien attentif aux simptômes primitifs, ou aux avant-coureurs de ces Maladies, afin de les prévenir, ou du moins empêcher qu'elles fassent des progrès mortels. J'ose me flatter que les Maîtres de l'Art sentiront toute la valeur de ceci.

cette décoction, & on y ajoutera sur chaque pinte, ainsi que dans le petit lait, deux ou trois gros de crystal minéral, ou un gros de nître. On traitera les tumeurs des animaux malades de la troisiéme espéce de maladie, comme celles qui se manifestent aux Bestiaux affectés de la premiere espéce, & dont il va être fait mention.

Quant au traitement de la maladie de la premiere espéce, les Maréchaux l'ont traitée à peu-près dans la même vûe, avec cette différence que les uns ont saigné une ou deux fois les animaux qui en ont été atteints, que les autres ne les ont point saigné. Quelques-uns ont extirpé les tumeurs; d'autres les ont fendues en quatre. Il s'en est trouvé parmi eux qui n'ont fait que les fendre en long ou en travers, & ont fait des incisions plus ou moins gtandes. Ceux des Maréchaux qui ont regardé l'infiltration lymphatique ou glaireuse comme des chairs baveuses & mortes, ont fait des délâbremens considérables en fourant très-profondément les doigts sous la peau pour extirper des chairs pourries qui n'éxistoient point encore. Quelques-uns n'ont fait qu'extirper le centre de la tumeur, & où ils ont crû qu'étoit le germe du charbon; d'autres n'ont fait que de petites incisions pour y mettre des caustiques, comme du sublimé-corrosif, ou de l'arsenic seuls, ou bien du verd de gris & du vitriol mêlés ensemble. Des Maréchaux y ont mis le feu ou l'huile bouillante, ce qui a eu de mauvaises suites. D'autres après des incisions y ont appliqué les ventouses. Presque tous se sont servi des caustiques dont j'ai fait mention. Plusieurs ont lavé les playes ou les escarres avec du vitriol, de la couperose, ou du sel fondu dans du vinaigre, ou avec de l'eau-de-vie camphrée. Ils se sont servi, pour topiques ordinaires, d'un mélange d'althæa, de populeum, de basilicum & d'huile de laurier, qu'ils nomment les quatre onguens, ou d'une espéce de cataplâme, (qu'ils nomment une charge), qui se fait avec bouillon blanc, lierre terrestre, graine de lin, huile d'olive, saindoux, les quatre onguens, les poix noires & blanches, la thérébenthine & le bol d'Arménie, le tout mêlé & uni ensemble sans eau dans un pot de terre neuf. Ils ont pansé les playes ou les ulcères avec un digestif, composé de thérébenthine, de jaune d'œufs & moitié d'Egyptiac, & ont appliqué le topique ordinaire par-dessus. La plûpart des Maréchaux ont herbé, ou appliqué des ſétons aux bêtes malades au deſſous du poitrail, où quelques-uns prétendent attirer les tumeurs de la ganache & du col, même celle du bas-ventre & des parties génitales. D'autres ont herbé au bas des feſſes, ceux des animaux qui étoient attaqués aux parties internes & ſupérieures des cuiſſes proche les aînes.

Les Beſtiaux attaqués de cette premiere eſpéce de maladie, ayant mangé & bû comme en ſanté, on ne leur a point fait obſerver de régime.

Parmi le grand nombre de Maréchaux que j'ai vû, peu ont réuſſi dans le traitement de ces ſortes de tumeurs. La plûpart les ont traitées ſans connoiſſance de cauſe, ſans méthode & ſans éxactitude; ce qui a engagé pluſieurs d'entr'eux, ainſi que des particuliers, à tenter d'autres moyens que l'extirpation, l'inciſion & la ſuppuration. Ils ont eſſayé à réſoudre ces ſortes de tumeurs, au moyen de quelques ſaignées & différens topiques, comme avec les quatre onguens & la charge dont j'ai parlé, ou avec l'eau-de-vie & le ſavon, ou bien avec un cataplâme compoſé de farine, de miel, & de blanc d'Eſpagne; ou bien encore avec une autre eſpéce de cataplâme compoſé de crême de lait, de blanc d'Espagne & de vinaigre en parties égales. Quelques particuliers ne se sont servi que du sain-doux. Ce traitement par la voye de la résolution, joint à l'application des sétons, a eu du succès à Voulangis, Paroisse de Saint Martin proche de Crecy en Brie.

Suivant l'analyse que j'ai faite des différens moyens qu'on a employés contre la maladie de la premiere espéce, & conformément aux remarques que j'ai faites, je suis d'avis qu'on suive le plan du traitement qui suit.

Saigner plus ou moins les bêtes qui en seront attaquées selon leur force, la plénitude, le temps de leur maladie, & l'étendue de leurs tumeurs plus ou moins inflammatoires & douloureuses. On pourra les saigner deux, trois, ou quatre fois dans l'espace de 12, de 24, 36, ou 48 heures, ainsi que quelques Maréchaux l'ont fait, & avec plus de succès que ceux qui n'ont point saigné, ou qui n'ont saigné qu'une fois & à des distances trop éloignées. On fera prendre des lavemens laxatifs & autres, comme ceux que j'ai indiqués, après quoi on évacuera de deux ou trois jours l'un, & lorsqu'il n'y aura plus lieu de purger, soit parce qu'on aura suffisamment évacué, soit parce que la tumeur ſera ouverte ou en ſuppuration, on appliquerra un ſéton, on donnera pour nourriture de l'eau blanche & du ſon bien mouillé le premier, ſecond & troiſiéme jours de ſa maladie; enſuite de l'avoine deux fois par jour mouillée avec du ſon & un peu de foin, point d'herbes. Après les trois ou quatre premiers jours de la maladie, & dans l'intervalle des purgations, on fera uſage des anti-putrides, & on eſſayera à réſoudre les tumeurs médiocres, & qui ne ſont point charbonneuſes, par le moyen des quatte ouguens, ou de la charge, ou avec une eſpéce de cataplâme compoſé de décoction de lierre terreſtre, de bouillon blanc, de melilot, de camomille, de millepertuis, de fleurs de ſureau, de farine quelle qu'elle ſoit, on y ajoutera du miel, du ſtirax & du ſuif de mouton, & on appliquera ſur ce cataplâme, la pulpe des herbes qui ſerviront à le faire. Si cependant l'on s'appercevoit que l'animal devint plus mal, ou que la tumeur fît un progrès rapide, on s'empreſſeroit de la fendre en croix ou en long, on feroit aux grandes tumeurs des inciſions plus ou moins grandes à la partie la plus déclive, ou à l'endroit où il y auroit le plus de pente, afin de donner une iſſue plus libre à la matiére, & dans le cas où l'on feroit obligé d'y appliquer quelques cauſtiques pour y établir la ſuppuration, comme l'indication paroît l éxiger, il faudroit en mettre médiocrement (ſur-tout du ſublimé-corroſif, dont l'application immodérée a fait périr plus d'animaux que l'on n'en a guéri . On évitera l'arſenic qui eſt pernicieux dans ces ſortes de tumeurs. On extirpera les charbons qui ſe trouveront aux grandes & aux petites tumeurs, puis l'on fera des ſcarifications à la circonférence de la playe, ſi elle eſt petite, ou des inciſions à ſa partie inférieure & juſqu'au tiſſu cellulaire , ſi elle eſt grande. On ne fera point d'auſſi grandes inciſions ou délâbrement qu'en ont fait certains Maréchaux, ſous prétexte de tirer des chairs baveuſes qui ne ſont ſouvent qu'une infiltration de lymphe glaireuſe qui peut ſe réſoudre, & qu'il ſeroit dans beaucoup de cas impoſſible d'extirper. Outre que les grandes playes ſont ſujettes à tomber en gangrene, ſur-tout l'été, elles ſont long-temps à guérir, & éxigent quelquefois qu'on dépenſe la valeur de l'animal. Néanmoins, ſi la mortification ſurvenoit, il faudroit les faire autant grandes que le cas l'éxigeroit, on panſera les playes deux fois par jour, avec le baſilicum, l'oignon de lis cuit ſous la cendre , & la thériaque en égales parties ; ou avec un digeſtif compoſé de thérébenthine, de jaune d'œufs & de miel délayés avec l'eau-de vie, auquel on ajouteroit, en cas de mortification, de la gyptiac ou du ſtirax, ou bien de l'aloës & de la mirrhe, le tout étendu ſur de l'étoupe ou de la corde effilée. Si l'animal ne méritoit pas qu'on fît de grands frais, on panſeroit ſa playe avec le blanc de poireau, ou avec l'herbe au charbon qui eſt une eſpéce de perſicaire. Avant de panſer la playe, on pourra en frotter la circonférence avec le mélange des quatre onguens, ou avec la charge dont j'ai parlé; & dans le cas de mortification ou de pourriture, il faudra la laver avec le ſel commun, celui de ſaturne, la couperoſe, le vitriol blanc, fondus dans du vinaigre, ou avec la lotion dont on s'eſt ſervi contre le charbon qui attaquoit les animaux à la langue dans les avant-dernieres maladies. Cette lotion eſt compoſée d'ail, de poivre & de ſel pilés enſemble & mis dans du vinaigre, ou bien avec du ſel commun ou ammoniac, fondus dans l'eau-de-vie. Ce dernier ſel vaut autant que le camphre qui eſt trop cher pour les beſtiaux. Pendant le cours de la ſuppuration, principalement dans le temps de la pourriture, il ne faut pas perdre de vûe, ni oublier les anti-ſeptiques que j'ai déjà propoſés.

Ce feroit un grand point fi l'on pouvoit guérir ces fortes de tumeurs par la voye de la réfolution ; conféquemment fans fcarifications, fans incifion & fans fuppuration. Beaucoup d'Animaux ont été guéris ainfi, & peut-être plus à proportion que par les autres méthodes. On ne pourra bien réuffir à cette réfolution qu'au moyen des faignées brufquées, des lavemens, des purgations, des cataplâmes, des fétons, du régime & de l'ufage intérieur des anti-putrides. Après avoir faigné fuffifamment, & vuidé de même les gros inteftins, on purgera avec les médecines qu'on a confeillées pour les deux dernieres efpéces de maladies, ou avec une tête d'ail, trois gros de fleurs de fouffre & une once & demie d'affa-fœtida; & lorfque la réfolution commencera à fe faire, on purgera avec une once de crocus metallocum, une demie-once d'affa-fœtida, trois gros d'aloës, & pareille quantité de jalap, le tout pulvérifé & bouilli légerement dans une chopine de vin ; ou avec confection d'hyacinthe, une once & demie, aloës & affa-fœtida de chacun une once, ou bien avec l'aloës & le fel polichrefte, de chacun une once. On réitérera l'une ou l'autre de ces purgations de deux ou trois jours l'un, jufqu'à ce que la réfolution foit prefque faite, & qu'il n'y ait plus d'indications pour évacuer. Alors on appliquera un féton. L'on pourra commencer l'ufage des anti-putrides après la premiere purgation, & les continuer jufqu'à ce que l'animal foit guéri. Par cette méthode de la réfolution, on abrége la maladie, on la rend moins coûteufe & moins communicative. N'en feroit-il pas de ces fortes de tumeurs, comme de certains bubons, de certaines tumeurs qu'on peut nommer parotides, effentielles ou primitives, nommées vulgairement orillons, qui arrivent épidémiquement aux hommes, & que j'ai toujours vû réfoudre fans accidens ? De plus, fçachant que la fuppuration des parotides confécutives, ou fimptomatiques, critiques ou malignes, eft douloureufe, longue, & fouvent fujette à de mauvaifes fuites, foit par le reflux ou les fufées du pus, foit par la carie des os, je les attire rarement en fuppuration ; je les réfous néanmoins avec précaution.

Moyens préfervatifs.

Pour préferver les animaux de cette Epidémie, on obfervera ce qui fuit. 1°. Pendant les chaleurs de l'été, & du commencement de l'automne, il faut tenir les beftiaux dehors nuit & jour, excepté dans la plus forte ardeur du foleil, parce qu'ils feroient tourmentés par les mouches, ou dans le temps des brouillards & des pluies froides. Comme il feroit peut être dangereux de laiffer coucher dehors ceux qui travaillent beaucoup, on aura foin de donner de l'air à leurs étables, ainfi qu'à celles où les animaux y feront retenus par le trop mauvais temps.

2°. On fera baigner les uns & les autres deux fois par jour, ou du moins l'après-midi.

3°. On les mettra à l'eau blanche ou au petit lait.

4°. On les faignera deux fois, foit chevaux, bêtes afines & à cornes; enfuite on fera repofer ceux de ces beftiaux qui ordinairement travaillent, & l'on ajoutera pendant fept à huit jours de fuite dans chaque portion de leur avoine ou de leur fon, la valeur d'une demie once d'antimoine crud en poudre, ou du karabé pulvérifé & de la fleur de fouffre de chaque efpéce demie-once, ou bien, ce qui eft très-eftimé, demie-once de foye d'antimoine, ou bien encore trois gros de fouffre doré d'antimoine. Quelques-uns propofent de faire bouillir feulement une quantité fuffifante d'antimoine, & en faire boire la décoction.

5°. Au bout de fept ou huit jours de cette préparation, on purgera avec l'un des purgatifs fuivant.

℞ Aſſa-fœtida, crocus metallorum, de chaque eſpéce une once, ſalpêtre & fleurs de ſouffre, de chacun trois gros, dans de l'avoine ou dans du ſon, ou bien dans une chopine de vin.

Autre.

Une tête d'ail écraſée, trois gros de fleurs de ſouffre, une once & demie d'Aſſa-fœtida, deux gros d'Aloës pulvériſés & bouillis légérement dans une chopine de vin.

Autre.

Aloës & Sel Policreſte, chacun deux onces, confection d'hyacinthe & thériaque de chaque eſpéce, une once.

Autre.

Confection d'hyacinthe, une once & demie, Aloës & Aſſa-fœtida de chaque eſpéce une once.

Autre.

Une once de crocus metallorum, une demie-once d'aſſa-fœtida, trois gros d'Aloës, & pareille quantité de Jalap, le tout pulvérisé & bouilli légérement dans une chopine de vin.

Si les médicamens que j'ai proposés manquoient, ou que l'on voulût purger avec moins de frais, on pourroit y substituer le séné, les tiges & feuilles de gratioles, les racines d'hyeble, d'iris, de brionne, d'asarum, le turbit gommeux une once & demie, ou deux onces de l'une ou de l'autre de ces plantes en poudre, avec deux poignées de farine; ou bien, ce qui est préférable, en faire avec du jus de pruneaux une décoction de dix ou douze onces, y ajouter cinq ou six grains de tartre-stibié, on reitérera ces purgations deux ou trois fois, de trois jours l'un, jusqu'à ce que l'on ait bien vuidé.

6°. Après la derniere purgation, je serois d'avis, pour une plus grande sureté, que l'on fît un séton, ou que l'on appliquât un cautère (*a*) à ces animaux au bout de la nape du col ou au bas du poitrail, avec de la racine ou des feuilles d'hellebore, ou avec la tige de viorne appliquée entre cuir & chair, ce qui attire un dépôt qui suppure & dure long-temps. Cette opération faite

---

(*a*) Les Maréchaux nomment cette opération Herbée.

avec de la viorne a eu du ſuccès dans certains cantons du Poitou, & aux environs de Fontainebleau, dans les dernieres maladies ſur des bêtes à cornes, & pluſieurs célébres Médecins l'ont recommandée pour les Epidémies qui ont régné en différens temps, avec la précaution de purger lorſque le cautére ne ſuppure plus.

7°. On aura ſoin de les bien étriller & bouchonner avec un bouchon de paille trempé dans une décoction chaude de plantes aromatiques, ou ſeulement d'eau chaude.

8°. On tiendra leurs étables ou écuries ouvertes & très-proprement, ainſi que leurs auges & rateliers qu'on nétoyera deux fois par jour. On pourra les frotter avec de l'ail ou de l'Aſſa-fœtida. Il ſeroit même à propos d'y faire du feu aux environs, ſur-tout avec les plantes aromatiques.

9°. Il faudra ſéparer les animaux malades, de ceux qui ne le ſont pas, & mettre ceux-ci dans des étables où il n'y en aura point eû de malades, & que l'on nétoyera & parfumera avec du bois & de la graine de geniévre. On brûlera, ou du moins on échaudera deux fois avec de l'eau bouillante, les rateliers, les auges & tous les bois où ces animaux auront bavé. On y paſſera enſuite un lait de chaux, ainſi que ſur les murs.

On

On levera cinq ou ſix pouces du ſol de l'étable, qu'on remplacera par de la terre neuve, & que l'on battra bien enſuite. On parfumera quatre fois par jour pendant une ſemaine entiere, les ſuſdites étables, avec une poudre compoſée de deux parties de nître, une partie & demie de ſouffre, & une demie-partie de karabé pulvériſées ſéparément, & mêlées après enſemble, ou de ſouffre ſeul. On jettera une cuillerée à bouche de ce mélange par trois fois ſucceſſivement ſur un réchaud de braiſe ardente; ou bien on fera brûler du geniévre, du laurier, de la ſauge, du romarin, du thin, & autres herbes aromatiques, ou fortes, & du vinaigre ſur une pelle rouge. On aura ſoin de tenir les fenêtres & les portes fermées pendant une demie-heure à chaque fois qu'on parfumera. On ouvrira enſuite les fenêtres pour laiſſer diſſiper la fumée. On les tiendra ouvertes nuit & jour pendant l'été, & le commencement de l'automne.

10°. On empêchera qu'on ne les promene, qu'on ne les méne aux abreuvoirs & aux champs, comme on l'a fait dans certains endroits.

11°. Il ſeroit eſſentiel qu'on ne menât point d'animaux malades ou nouvellement convaleſcens, dans les lieux où l'Epidémie ne s'eſt point encore manifeſtée, on défendra conſéquemment que les Maréchaux n'en traitent que dans les endroits où ils ſont malades, & qu'ils n'ayent ni laine, ni coton ſur eux; qu'ils n'approchent de ceux qui ſe portent bien, qu'après avoir pris la précaution de bien ſe laver les mains avec du vinaigre. Il faudroit même que ceux qui ont ſoin des beſtiaux malades, n'approchaſſent point des ſains.

12°. On ne laiſſera pas paſſer par le même chemin, ou approcher les animaux qui auront été avec les malades, de ceux où il n'y en aura point eu. Pour cet effet, il faut que dans tous les endroits où la maladie s'eſt manifeſtée, il y ait des perſonnes dénommées pour viſiter les beſtiaux, ſurtout ceux qui voyagent, leſquels étant atteints de l'Epidémie, pourroient la communiquer où elle ne ſeroit point. Il ſeroit même de la derniere conſéquence, qu'on ne ſe ſervît point pour voyager, des animaux où la maladie régneroit.

13°. L'on tiendra les Chiens à l'attache, ou on les tuera, pour qu'ils n'aillent point d'une Etable ou d'un endroit à l'autre, y porter la maladie. M. Maréchal, Subdélégué à Beauvais, a pris cette précaution avec ſuccès dans la derniere Epidémie ſur les Vaches.

14°. On aura l'attention d'enterrer les fumiers des bêtes malades, ainsi que les compresses qui serviront à les panser, & de mettre en terre à huit à dix pieds de profondeur, tous les animaux qui mourront, quels qu'ils soient, & de jetter dessus un boisseau de chaux vive, pour empêcher la mauvaise odeur, la contagion, & les Chiens d'en manger, parce qu'ils pourroient porter la maladie où elle ne seroit point. Il faudroit, quand on voit qu'ils ne peuvent point guérir de leurs maladies, les conduire [illegible] l'on veut les enfouir.

15°. Outre les préservatifs ci-dessus, des personnes pendent au col des Bestiaux un nouet, soit de vif-argent, de sel, d'ail, d'assa-fœtida, ou un crapaud qu'on jette dans le feu, après qu'il a servi quelque temps. Feu M. Drouin, Chirurgien Major des Gardes du Corps du Roi, qui a été commis pour examiner des maladies Epidémiques sur les Animaux, en fait grand cas, & conseille d'en faire avaler la poudre deux ou trois fois par semaine, la quantité de deux gros chaque fois dans une chopine de vin. Feu M. Herman, Médecin, qui a aussi été chargé du soin d'examiner quelques maladies sur les Bestiaux, dit, qu'entre les remédes préservatifs, la thériaque, & l'orvietan, passent pour des remédes souverains.

Le camphre, la décoction ou infusion de quinquina, d'absinthe, de centaurée, de gentiane, d'aunée, d'aristoloche, de camomille, & pour boisson ordinaire une autre décoction faite avec le chardon bénit, la scabieuse, la Reine des prés, & l'escorsonnaire sont d'excellens anti-ceptiques & préférables aux précédens, surtout la camomille.

Le Parfait Maréchal fait beaucoup de cas de l'assa-fœtida, & du sel ammoniac, comme anti-putride. On pourra se servir du sel par préférence, à la dose d'une once, avec une poignée de farine délayée & dissoute dans une once d'eau. Ce sel pousse puissamment par les urines. Dans une peste qui attaqua les Chevaux de l'Allemagne, & qui les faisoit tous périr, le Parfait Maréchal ordonnoit de les faire saigner, & de leur faire prendre un breuvage fait avec une décoction de chardon bénit, de scabieuse, de véronique, à la quantité d'une pinte. On y délayoit de l'aloës épatique, de la thériaque, de chaque espéce une once, de la confection d'hyacinthe & d'alkerme, de chaque espéce une demie-once; des lavemens le lendemain & les jours suivans. On réiteroit ce breuvage avec la précaution de diminuer la moitié de la dose. Il assure que par là, il les sauva tous.

Comme il ne décrit point cette peste, & qu'on ne sçait point conséquemment si elle avoit du rapport avec celle qui a régné sur les Bestiaux de la Brie, on ne peut proposer cette formule que comme anti-ceptique.

On ne sçauroit trop prendre de précaution dans tous les cas où l'on soupçonne de la contagion. Ce que je conseille a eu de très-bons effets dans cette derniere Epidémie sur les animaux de la Brie; & ces moyens peuvent convenir dans tous les cas d'Epidémies sur les Bestiaux. M. Christophe, Officier de Maréchaussée, qui avoit été commis par M. de Sauvigny pour l'exécution d'une ordonnance rendue en conséquence de la plûpart des susdits préservatifs, s'est très-bien acquitté de sa commission : c'est la justice que je suis obligé de lui rendre par sa vigilance, son éxactitude; & la maniere dont il s'y prend, le rendra toujours d'un grand secours, pour établir la police qui convient dans de pareilles maladies, d'autant plus qu'il l'a fait plusieurs fois.

Je souhaiterois avoir pû mieux rendre compte de tout ce qui concerne cette derniere Epidémie sur les Animaux de la Brie. J'ose me flatter cependant de n'avoir rien omis d'essentiel, concernant la nature & les dépendances de cette maladie, non plus que des moyens qu'on peut employer pour la prévenir & la combattre. C'est aux Maréchaux à en varier le traitement selon les circonstances.

NOTA.

MA mission pour cette Maladie a paru étrangere à la Médecine, selon le vulgaire & quelques gens de l'Art, qui ignorent qu'il n'y a que des Médecins ou Chirurgiens instruits de la Physique, de l'Anatomie, & des Maladies, notamment des Epidémiques, qui peuvent juger du caractere des Epidémies qui surviennent aux Animaux.

Cette Maladie étoit si peu étrangere au sujet de mes occupations ordinaires pour les Epidémies des hommes, qu'elle m'a fourni des observations qui m'ont fait naître des réflexions intéressantes. 1°. L'ouverture des cadavres & des tumeurs des Animaux attaqués de cette contagion. Le changement subit de leurs tumeurs d'une partie à l'autre, comme de la ganache au poitrail, au nombril, aux parties génitales, aux cuisses, aux jambes, & de ces parties extérieures à l'intérieur du bas-ventre ou de la poitrine. Les especes de cordes formées dans le tissu cellulaire qui s'étendoient de la ganache au col, au poitrail, au nombril, aux parties génitales, aux cuisses & aux jambes, desquelles il sortoit de toute l'étendue, en les ouvrant, une humeur égale, m'ont démontré qu'on pouvoit expliquer d'une maniere naturelle & simple, les métastases au moyen du tissu cellulaire, & rendre raison de ce qu'elles se font ordinairement aux environs des glandes, des articulations, des yeux, de l'anus, au mésentère, à l'épiploon, au médiastin, ou dans les endroits où le tissu cellulaire est plus lâche & plus graisseux qu'ailleurs. 2°. L'ouverture des cadavres de ces Animaux m'a aussi fait croire que ce qu'on soupçonne quelquefois être un épanchement dans la poitrine ou le bas-ventre, n'est qu'une infiltration dans la substance cellulaire, du médiastin, de l'épiploon & du mésentère : & que ce qui est présumé inflammation sourde ou engorgement de l'imphatico-sanguin dans les viscères, n'est aussi quelquefois qu'infiltration. 3°. Les réflexions que ces observations m'ont donné occasion de faire, me déterminent à penser, que l'enflure subite qui suit la morsure des Animaux venimeux, comme celle de la Vipère & autre, n'arrive qu'en conséquence du tissu cellulaire, & que le Virus vénérien d'une nature à se combiner avec les sucs graisseux ou huileux du corps, & déposé ensuite dans le tissu cellulaire des graisses ou des os, peut y prendre son siége; & au moyen de ce tissu qui se trouve dans toutes les parties du corps, produire, suivant les circonstances ou les dispositions des parties, différens effets. Ce qui me feroit croire que ce Virus peut prendre son siége dans le tissu graisseux ou osseux plutôt qu'ailleurs, est que ces progrès sont plus ou moins rapides, selon que ceux qui en sont attaqués maigrissent plus ou moins promptement. D'ailleurs c'est qu'il affecte ordinairement la peau, les corps glandeux, les os, qu'il n'altere qu'accidentellement la propre substance des muscles, des tendons, l'intérieur des vaisseaux de l'estomach & des intestins, & que les frictions mercurielles méthodiquement administrées, qui attaquent essentiellement les parties graisseuses, ont paru jusqu'à présent supérieures à toutes les autres méthodes où l'on fait prendre le Mercure par la bouche. 4°. Au moyen de ces observations, je conçois encore facilement pourquoi l'antrax & le charbon, qui ont leur germe dans le tissu cellulaire, font des progrès si rapides & si ſurprenans. 5°. Je comprends auſſi qu'à l'ouverture des perſonnes mortes de certaines maladies, lorſqu'on ne trouve rien aux parties qu'on a cru affectées, c'eſt que l'humeur qui les avoit atteintes, a fuſé à l'approche de la mort dans le tiſſu cellulaire, ainſi que je l'ai vu arriver dans l'Hôpital de la Charité des Hommes de Paris. Un garçon, après l'opération de la Taille, rendoit par la playe qu'on lui avoit faite, une eſpece de pus. (On croyoit qu'il venoit de la veſſie); il mourut: on l'ouvrit: on ne remarqua rien dans la veſſie, ni dans le bas-ventre. On trouva de cette matiere dans la poitrine, & la ſurface des poûmons excoriés. Comme les jambes parurent plus œdémateuſes qu'avant la mort, on y fit des inciſions, & le tiſſu cellulaire étoit plein de la même humeur & macéré. 6°. Enfin toutes ces obſervations me fourniſſent nombre d'idées plus intéreſſantes les unes que les autres ſur certaines Maladies, & ſur les effets avantageux qu'on pourroit retirer de certains remedes, comme des Veſſicatoires & des Cautéres, au moyen deſquels on peut attirer ou diminuer les impuretés qui peuvent réſider dans le tiſſu cellulaire des perſonnes cacochimes, ſur-tout par le moyen des Cautéres.

FIN.

APPROBATION
du Censeur Royal.

J'AI lû par ordre de Monsieur le Lieutenant Général de Police un Manuscrit qui a pour titre : *Relation d'une Maladie Epidémique & contagieuse qui a regné l'Eté & l'Automne de 1757 sur des Animaux de différentes especes, dans quelques Villes & plus de soixante Paroisses de la Brie, par M. H. Audouin de Chaignebrun, ancien Chirurgien des Hôpitaux & Armées du Roi, & actuellement Médecin employé ordinairement par ordre de S. M. aux Maladies Epidémiques* ; & je crois que l'impression en peut être utile au Public. Ce 23 Septembre 1761.

Signé, MORAND.

Vû l'Approbation. Permis d'imprimer, à la charge d'enregistrement à la Chambre Syndicale. Ce 26. Septembre 1761.

Signé, DE SARTINE.

Registré la présente Permission sur le Registre des Permissions de la Communauté des Libraires & Imprimeurs de Paris, N°. 5036, conformément aux anciens Réglemens, confirmés par celui du 28 Février 1723. A Paris, ce 16 Février 1762.

SAILLANT, *Adjoint.*

A PARIS,

Chez LAURENT PRAULT, Libraire, Quai des Augustins, au coin de la rue Gist-le-Cœur.

www.ingramcontent.com/pod-product-compliance
Ingram Content Group UK Ltd.
Pitfield, Milton Keynes, MK11 3LW, UK
UKHW021012180726
13838UKWH00004B/1523

9 782329 377490